NOUVELLE MÉTHODE

DE

TRAITEMENT

A SUIVRE

APRÈS L'OPÉRATION DE LA CATARACTE.

PAR

A. MASSOL,

DOCTEUR EN MÉDECINE DE LA FACULTÉ DE PARIS.

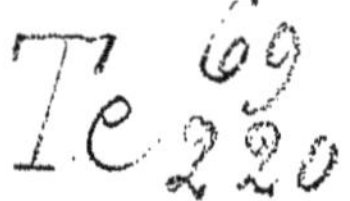

PARIS,

CHEZ A. DELAHAYE, LIBRAIRE-ÉDITEUR, PLACE DE L'ÉCOLE DE MÉDECINE

ET CHEZ L'AUTEUR, RUE DU FAUBOURG-SAINT-MARTIN, 71.

1864

DE L'EMPLOI DE L'ATROPINE

ET DES RÉSOLUTIFS

DANS

LE TRAITEMENT DE L'OPÉRATION DE LA CATARACTE.

La découverte de l'action de la belladone sur les nerfs de l'iris fut, on peut le dire, un grand service rendu à la chirurgie oculistique. En effet, de quel secours cet agent n'a-t-il pas été pour le chirurgien dans l'opération de la cataracte par abaissement, ou broiement, ou par extraction! A l'aide de la dilatation, de la pupille, il a pu mieux préciser ses mouvements et ses manœuvres, et rendre beaucoup plus facile, dans le dernier mode d'opération, la sortie du cristallin, l'extraction de ses débris ou ceux de la capsule. Mais était-ce là tous les services qu'était destinée à rendre la belladone, ou son principe actif, l'atropine? Non certes; et nous sommes étonné qu'en présence des accidents si nombreux qui accompagnent une opération de cataracte, on n'ait pas songé à en tirer un parti bien plus grand encore, surtout en l'associant à une médication générale de l'opération.

En effet, qu'arrive-t-il le plus souvent dans l'opération de la cataracte? C'est que les restes de l'appareil cristallinien qui n'ont pu être détruits, devenant successivement opaques, donnent naissance à diverses cataractes secondaires contre lesquelles on n'a, jusqu'ici, déployé d'autre ressource que celle d'une nouvelle opération qui est la plupart du temps fâcheuse. —Dans les cas même les plus heureux de *l'extraction*, l'arrachement du cristallin ne peut se faire sans laisser des traces de cicatrices ou d'inflammation dont les résultats sont toujours des produits de matière plastique qui se forment sur le corps vitré ou sur l'iris. Ce sont à l'intérieur des filaments qu'on voit d'abord apparaître, s'épaissir, former des réseaux, puis enfin des membranes qui viennent détruire d'une manière très-notable et quelquefois tout à fait les résultats d'une belle opération.

En outre, ces dépôts plastiques sur les bords de la pupille les rendent presque toujours adhérents, et de là résultent des pupilles plus ou moins frangées, qui menacent souvent le malade de perdre le peu de vision qu'une main habile lui a procuré.

Eh bien! quoi de plus facile que de s'opposer à de tels inconvénients en continuant l'usage de l'atropine *de suite après le pansement* et pendant toute la durée du traitement, afin de maintenir constante la dilatation de la pupille par laquelle on a fait précéder l'opération?— Cette pratique était des plus simples : tant d'opérations se sont faites suivies des accidents que nous signalons, comment se fait-il qu'on n'y ait point songé ?

Dès que le malade est opéré je prescris la solution suivante :

Eau distillée...................... 15 grammes
Sulfate neutre d'atropine............ 0,15 centigrammes

dont on humecte, *de suite après le pansement*, à l'aide d'un pinceau, toute la région de l'œil : le front, la tempe, principalement les paupières, de manière même à en faire pénétrer dans l'œil par l'espace non fermé laissé vers le point lacrymal pour l'écoulement des larmes. — Cette lotion est ensuite répétée tous les jours deux ou trois fois et même davantage, si c'est nécessaire.

Par ce procédé, je maintiens, comme je l'ai dit, la pupille dans la plus grande dilatation possible, ce qui facilite plus tard le traitement de la résolution des restes de membranes Quelquefois tel iris qui n'aurait plus présenté de pupille en a offert une assez large pour me permettre de triompher d'un cas où le reste de la capsule et les débris du cristallin l'occlusionnaient encore complétement.

Mais là ne se borne pas l'effet de l'usage continu de l'atropine; elle combat d'une manière puissante l'iritis, les névralgies, qui accompagnent toujours l'opération; et, par ses effets sédatifs, supplée souvent aux émissions sanguines auxquelles on serait obligé d'avoir recours. Les résultats que je signale ici sont les mêmes dans l'iritis simple ou compliquée, dans la sclérotite, l'aquocapsulite, et même dans les conjonctivites et les kératites de tout genres.

J'ajouterai enfin que l'usage continu de l'atropine dans l'opération de la cataracte m'a paru aider d'une manière notable à la cicatrisation de la plaie par la diminution de l'injection autour de la cornée et de la douleur. Les malades soumis à ce traitement offrent au bout de quatre à neuf jours des rebords de cicatrices bien plus unis que les malades de quinze à vingt jours traités par la méthode ordinaire.

Au quinzième et même dès le dixième jour, je commence l'emploi des résolutifs. Au lieu de me borner à la médecine expectante et de combattre simplement les accidents inflammatoires, j'interviens avec ces agents, *sous la forme de pommades, ou de collyres* pour empêcher la formation des dépôts membraneux, ou pour les dissoudre, ainsi que les débris du cristallin, dans les cas où celui-ci n'a pu être extrait dans son entier. Ces pommades ou ces collyres sont employés à des doses variables qu'il est inutile ici de préciser, parce que tels malades sont capables de supporter un dosage que d'autres ne pourraient tolérer à moitié ni au quart, et que l'état de l'œil, du reste, peut aussi déterminer. Ce que je puis dire, c'est qu'on doit toujours procéder par des doses très-faibles pour apprécier la sensibilité du malade et de l'œil : l'atropine sera associée plus ou moins souvent à ces agents.—Par les mouvements de rétraction et de retour qu'elle imprime à l'iris, les membranes perdent leur point d'appui, et cèdent plus facilement à l'action des autres agents résolutifs.

D'après ce que j'ai observé, c'est aussi par l'entraînement des matières dans la chambre antérieure de l'œil que se fait la résorption. — L'humeur aqueuse semble y avoir une action dissolvante considérable; mais les membranes qui restent dans la chambre postérieure y perdent aussi leur vitalité, et telle membrane que, par la méthode expectante, on avait vue s'accroître de jour en jour, au bout d'un certain temps qu'elle est soumise à notre médication est diminuée, flétrie et comme tuée.—Les résultats obtenus sont solides, et l'on n'a pas à craindre une reprise de l'accroissement des membranes ou des matières plastiques.

La médication générale devra aussi venir en aide aux agents locaux. — On fera donc usage dans toute la durée du traitement de purgatifs appropriés aux circonstances. — Des diurétiques sous la forme de tisanes ou de pilules. — Des pédiluves. — On aura recours également aux sédatifs généraux et au besoin à quelques applications de sangsues.

Les cataractes traumatiques, qu'on abandonne la plupart du temps à elles-mêmes et dans lesquelles on se contente encore de combattre les accidents inflammatoires, sauf à recourir plus tard à une opération presque toujours impraticable, m'ont offert le même succès, et dans la proportion de un sur deux, et même davantage. J'ai eu à ma clinique particulière jusqu'à trois cas de cataractes traumatiques guéris à la fois chez des hommes de 38 à 45 ans (1).—C'est en assimilant les cataractes qui surviennent

(1) Il s'agit ici des cas où l'appareil cristallinien n'est point lésé, ce qui ne peut la plupart du temps être reconnu, la pupille se trouvant obstruée par la masse quelquefois énorme des flocons albumineux.

après l'opération aux cataractes traumatiques, que je fus amené à appliquer le traitement de celles-ci aux autres : les succès ont été les mêmes.

Enfin, on pourra peut-être objecter que l'usage de l'atropine risque d'affecter la rétine. C'est une erreur : j'ai des malades soumis depuis plusieurs années, presque chaque jour, à l'usage de cet agent, sans que l'énergie de leur vision en ait éprouvé le moindre effet. L'atropine est pour moi un des médicaments les plus heureux que la thérapeutique possède, et qui m'a permis d'apporter de grandes modifications au traitement de toutes les maladies inflammatoires de l'œil.

PREMIÈRE OBSERVATION.

Mme E*** fut opérée par moi d'une cataracte de l'œil gauche. L'opération terminée, j'examinai, à l'aide d'une forte loupe, la chambre postérieure de l'œil. Tout me parut aussi net que possible, le cristallin et la capsule étaient sortis dans leur entier. L'atropine fut largement employée jusqu'au sixième jour, où j'enlevai l'appareil. Tout s'était passé sans douleur. — Je trouvai l'œil à peine injecté, les rebords de la cicatrice presque égalisés. La pupille était très-large; cependant une exsudation plastique commençait à survenir dans l'une et l'autre chambre. — Dès le huitième jour, je mis en usage les pommades et les collyres résolutifs, — et les continuai avec l'atropine pendant six semaines. Tout fut résolu. Cette dame a obtenu une pupille des plus nettes, et l'iris jouit d'une mobilité presque aussi étendue que celle de l'œil droit, resté encore sain.

J'ai pensé, par ce cas, que des exsudations plastiques pouvaient aussi provenir de la plaie de la cornée; mais l'atropine en empêche l'adhésion sur les bords de l'iris en dilatant la pupille.

DEUXIÈME OBSERVATION.

Le sieur Ch***, garçon boucher, âgé de 50 ans, affecté depuis quatre ans d'une scléro-choroïdite de l'œil droit avec staphylôme supérieur de la sclérotique, fut repris au mois d'août dernier d'une v ve recrudescence de son mal. Cet œil était plus volumineux que l'autre et dur. La pupille, très-rétrécie, était obstruée par un dépôt plastique, ou fausse membrane ; les douleurs que le malade éprouvait le décidèrent de suite à se laisser opérer le lendemain.

Au lieu de faire l'excision de la cornée et de vider l'œil, pour éviter, si c'était possible, de le défigurer, je préférai procéder à l'opération de la cataracte.

Les douleurs étaient si grandes que l'aide dut renoncer à la cuillère pour relever la paupière. — L'incision de la cornée étant faite, je parcourus avec le kystitôme le tour de la pupille, puis avec la curette j'emportai en deux fois la matière plastique, ou fausse membrane ; mais l'ouverture pupillaire ne m'ayant point paru suffisante, je fis avec les ciseaux deux incisions à l'iris. Puis la pression que j'exerçai sur l'œil, sans aucun résultat, me faisant juger que les adhérences du cristallin ne pouvaient en permettre la sortie, je repris la curette pour les briser. — Chacun de ces temps de l'opération, à cause surtout de l'état douloureux de l'œil, avait procuré de vives souffrances au malade. — Mais le moment le plus pénible pour lui fut celui de la sortie du cristallin, qui ne put se faire qu'avec une assez forte pression.

L'iris était incisé en deux endroits à la partie inférieure, il était décoloré et ne semblait, à cause surtout de l'affection ancienne, ne devoir être plus susceptible d'aucune rétractilité sur lui-même. — A l'aide de la seringue, je fis une injection de quelques gouttes de solution d'atropine dans la chambre antérieure. — Au bout d'un instant, les douleurs avaient cessé, le malade fut tout soulagé.

Je ne mis qu'une seule bande de taffetas tout le long des paupières, maintenue par deux petites bandes transversales, et ne condamnai point le malade à l'immobilité absolue dans son lit.— Une simple compresse d'eau fraîche fut maintenue sur la tête, comme chez la dame E***, et quelquefois une légère compresse de la solution d'atropine sur l'œil. — Aucun accident n'arriva. — Au quatrième jour, la cicatrice était faite ; — au huitième jour, ses rebords étaient presque nuls, et la pupille, bien qu'un peu défigurée, offrait une largeur ordinaire. Quelques exsudations plastiques apparaissaient sur ses bords ; les collyres résolutifs ne furent point mis en usage, à cause de l'affection de l'œil, mais l'atropine fut longtemps continuée. — Le staphylôme avait disparu, la pupille se maintenait. Cet état de choses persista durant trois mois. — Mais, au bout de ce temps, l'œil commença à s'atrophier, et son volume ne permit plus aux paupières de s'ouvrir qu'à demi.

Ce malade n'a jamais plus souffert de son œil depuis le moment où l'atropine fut injectée. — Sans elle, la pupille eût-elle été maintenue ? Certainement non. — On appréciera l'application de cette observation.

Pour ne pas multiplier ces exemples, je me bornerai à produire encore les trois observations suivantes, faites sous les yeux de mon honorable ami et savant collègue le docteur Fano, sur deux malades opérés par lui. Elles résument à peu près tout ce que j'ai avancé du traitement que je propose à la suite de l'opération de la cataracte.

TROISIÈME OBSERVATION.

Le sieur C***, âgé de 53 ans, d'une santé parfaite, fut opéré par M. le docteur Fano, d'une cataracte de l'œil gauche, le 10 mai dernier. L'opération fut aussi habilement faite qu'on peut le supposer d'un opérateur aussi distingué. Le cristallin était parfaitement sorti. Un léger débris seulement de la capsule était resté sur le bord inférieur de la pupille. Il fut enlevé avec la plus grande dextérité. Le troisième jour, quelques douleurs névralgiques vinrent tourmenter le malade. Elles cessèrent sous l'influence de la médication purgative, de sinapismes et d'une potion diacodée. — Au cinquième jour, l'appareil fut ôté. — L'injection était assez prononcée, la cicatrice était faite, mais son rebord supérieur était bien plus élevé sur l'inférieur que dans les cas précédents. — Au vingtième jour, les lèvres de la plaie offraient plus d'inégalité qu'au dixième dans ces deux mêmes cas.

Vers le quinzième jour, lorsqu'il nous fut possible de soumettre l'œil à l'examen de la loupe, on voyait des exsudations plastiques autour de la pupille assez rétrécie. — Dans la chambre postérieure se trouvait une membrane en forme de croix très-légère et étroite. La vision, néanmoins, était ausi satisfaisante qu'on pouvait l'espérer, surtout pour le malade, qui reconnaissait facilement tous les visages de sa famille. — Mais peu à peu le tout s'accroissait, et M. C*** devenait de jour en jour plus inquiet de sa vision, qui, au lieu de se fortifier, lui semblait diminuer.

Un mois et demi s'étant ainsi écoulé, avec l'agrément de M. Fano il réclama mon traitement, qu'il connaisait d'ailleurs. Sous l'influence des résolutifs, au bout de deux mois et demi la membrane était atrophiée, les dépôts plastiques avaient disparu et le malade put reprendre ses occupations. — Sa vision s'est depuis parfaitement maintenue ; il lit avec le n° 5, — et, à 300 pas, il perçoit nettement les objets avec le n° 10.

Le malade n'avait point été *atropiné* après l'opération ;— l'atropine ne fut employée avec les résolutifs qu'un mois et demi après.

QUATRIÈME ET CINQUIÈME OBSERVATIONS.

Mme P*** fut opérée des deux yeux le 29 juin dernier. M. Fano commença par l'œil gauche. Le cristallin et la capsule sortirent en entier ; rien ne parut être resté. Il procéda ensuite à l'opération de l'œil droit ; mais, l'incision de la cornée étant faite, Mme P*** tomba en syncope, et ce ne fut qu'après quatre ou cinq évanouissements successifs que l'opération put être reprise. La capsule ayant été déchirée, la pupille se contracta tellement qu'il fallut inciser l'iris ; malgré cela le cristallin, un peu mou, eut de la peine à franchir l'ouverture ; la moitié seulement sortit, l'autre resta dans la chambre postérieure, au bord de l'iris, avec la plus grande partie de la capsule. M. Fano en essaya l'extraction avec la curette ; mais *quoique tout se fût passé sans douleur*, l'état de faiblesse de la malade l'obligea à abandonner l'opération. Cet œil fut pansé comme l'autre, *mais ne laissant aucun espoir*.

La solution d'atropine fut dès le premier pansement largement employée et répétée plusieurs fois tous les jours ; les névralgies auxquelles on devait s'attendre après une opération laborieuse furent presque nulles, l'atropine avait calmé jusqu'aux douleurs de dents auxquelles la malade était sujette et qu'elle avait senti renaître.

Lorsque l'appareil fut enlevé au quatrième jour pour l'œil gauche, au sixième pour le droit, l'injection du premier était presque nulle ; le second offrait aussi un calme qui pouvait surprendre. Les deux cicatrices étaient bien plus unies que celle du sieur C... (3e obs.).

L'atropine fut continuée sur les deux yeux, et au 15e ou 20e jour la malade reconnaissait aisément de son œil gauche toutes les personnes. La pupille en était belle, nette et le fond de la chambre postérieure parfaitement pur.

Cet œil fut dès lors abandonné à lui-même. — Mais au bout de 15 à 20 jours nous vîmes apparaître dans la chambre postérieure des filaments très-fins que la malade avait dénoncés elle-même avant qu'on pût les distingues à la loupe. — Elle voyait, disait-elle, sur les objets *des lignes, des barres.* — Bientôt les fils s'épaissirent, formèrent des mailles et enfin deux toiles se dirigeant l'une de haut en bas, l'autre de bas en haut, et toutes deux d'avant en arrière, prenant leurs appuis en avant sur la face postérieure de l'iris, en arrière sur le corps vitré. En outre quelques expsudations plastiques vinrent border peu à peu la pupille.

Ce travail dura trois mois; chaque jour il allait croissant, chaque jour aussi la malade répétait que la vision de cet œil serait bientôt perdue, si je tardais à y porter remède.

Quant à l'œil droit, au 6e jour nous trouvâmes la pupille ouverte, un peu allongée à cause de l'incision faite à l'iris, — mais complétement obstruée par les restes du cristallin et de la capsule. — Par sa contraction, à la fin de l'opération, on pouvait juger qu'elle achèverait de s'occlusionner en revenant sur elle-même ; mais l'atropine, *selon notre espérance,* l'avait dilatée, et dès lors nous pouvions intervenir avec les résolutifs contre les dépôts membraneux.

En effet dès le qninzième jour nous commençâmes notre traitement, et au bout de trois mois nous avions complétement triomphé d'un malheur. — L'action dissolvante des pommades et des collyres jointe à celle de l'atropine calmante et rétractile à la fois, avait pu déchirer les adhérences, et à la place du cristallin et de sa capsule dissous s'est formée une pupille très-nette permettant à la malade de distinguer du troisième étage les pavés de la rue, et de lire, *aussi sans lunettes,* quelques lignes d'un journal.

Ce résultat obtenu, malgré le laps de temps qui s'était écoulé, l'œil gauche fut soumis à son tour au traitement résolutif.— Des deux membranes qui en couvraient la vision, celle du haut unie et mince avait un aspect chatoyant ; — celle du bas était composée de filaments épais, séparés, d'une couleur mate. — L'une appartenait-elle à la capsule antérieure, l'autre à la postérieure? — Leur mode de formation pouvait établir cette opinion, quant à la première du moins ; pour le seconde, j'ai pensé qu'elle pouvait être de formation nouvelle.

Mme P... avait de la peine en ce moment à distinguer un homme d'une femme placés au-devant d'elle. — Au bout d'un mois et demi de traitement, les membranes commencèrent à perdre de leurs appuis. — On les vit peu à peu s'érailler, s'atrophier, et aujourd'hui, bien qu'elles ne soient point complétement dissoutes, la malade voit avec netteté tous les traits des visages, distingue à travers sa chambre les fleurs assez petites de la tapisserie et peut de l'un comme de l'autre œil marcher et sortir seule.

Maintenant, pour apprécier les avantages de notre traitement, résumons les résultats de nos observations.

PREMIÈRE OBSERVATION.

Extraction entière du cristallin et de la capsule. — Atropine, douleurs nulles ou presque nulles. — Au sixième jour, injection très-légère autour de la cornée, bords de la cicatrice très-peu prononcés, exsudations plastiques entièrement résolues. —

Pupille tout à fait nette, très-dilatable. — Traitement résolutif commencé le huitième jour.

DEUXIÈME OBSERVATION.

Opération très-laborieuse. — Injection d'atropine dans la chambre antérieure après l'opération. — Atropine continuée ensuite en applications au dehors. — Douleurs anéanties. — Aucun accident consécutif. — Au sixième jour, lèvres de la cicatrice égales. — Pupille de grandeur ordinaire, malgré quelques exsudations plastiques. — Point de traitement résolutif à cause de l'affection scléro-choroïdienne. — Au bout de trois mois, commencement d'atrophie, suite ordinaire de l'opération dans cette affection.

TROISIÈME OBSERVATION.

Malade non atropiné. — Reste de capsule sur le bord inférieur de l'iris, extrait aussi légèrement que possible par M. le docteur Fano. Douleurs assez prononcées le troisième jour avec quelques ressentiments après. — Au sixième jour, injection sanguine plus prononcée que dans les deux cas précédents. — Rebords de la cicatrice très-inégaux, comparativement aux quatre autres cas. — Exsudations plastiques et membranes croissantes, résolues en grande partie, ou atrophiées par le traitement résolutif commencé au bout d'un mois et demi. — Bords de la pupille moins nets que les quatre autres cas.

QUATRIÈME ET CINQUIÈME OBSERVATIONS.

OEil gauche atropiné, extraction entière de la capsule et du cristallin, douleurs nulles. — Au sixième jour, injection autour de la cornée, très-peu sensible, cicatrice très-unie, pupille élargie, exsudations légères sur les bords. — Vers le trentième jour apparition de filaments et formation de deux membranes dans la chambre postérieure. — Traitement résolutif commencé au bout de trois mois. — Membranes réduites, atrophiées, exsudations plastiques résolues. — Pupille très-nette, très-dilatable.

OEil droit atropiné, opération laborieuse, incision de l'iris, extraction du reste du cristallin et de la capsule abandonnée à cause de l'état de syncope de M. P.

Douleurs presque nulles. — Au sixième jour, injection assez prononcée, pupille maintenue un peu ouverte et complétement obstruée par le reste de la capsule et du cristallin adhérents, cicatrice à bords un peu moins unis que celle de l'œil gauche, mais bien plus que celle du sieur C**, troisième observation.

Traitement résolutif commencé le vingtième jour, pupille dilatable malgré l'incision faite à l'iris et à bords très-nets. Ouverture pupillaire formée au milieu des membranes.

Ainsi donc, en résumé, nous voyons par ces observations que chez les opérés *atropinés* :

1° Les douleurs névralgiques seront nulles, presque nulles et bien moindres que chez ceux qui ne le seront pas;

2° Les cicatrices seront plus promptes, plus nettes et souvent moins malheureuses.

3° Le calme de l'œil sera bien plus grand.

4° L'injection sanguine et, par suite, les exsudations plastiques seront diminuées.

5° Enfin la pupille, maintenue dans la plus grande dilatation possible, permettra d'intervenir avec les résolutifs pour améliorer, toujours d'une manière extrêmement notable, la vision des opérés, et d'obtenir souvent des succès jusqu'ici inespérés.

Tels sont les résultats positifs auxquels nous sommes arrivé après de longues recherches par notre méthode de traitement. Nous ne doutons pas que, lorsqu'elle aura été expérimentée, elle ne soit adoptée par tous les praticiens, comme le complément indispensable de l'opération de la cataracte, et nous serons heureux d'avoir pu apporter notre part de soulagement à une infortune qui afflige si souvent l'âge mûr et la vieillesse.

Paris, impr. de Paul Dupont, rue de Grenelle-Saint-Honoré, 45.